CONFÉRENCE

LA POLICE SANITAIRE VÉTÉRINAIRE

Faite le 2 Février 1893

AUX ÉLÈVES DE L'ÉCOLE NORMALE DE BEAUVAIS

PAR

M. Paul CAGNY

Délégué cantonal,
Vétérinaire sanitaire de l'arrondissement de Senlis,
Président de la Société vétérinaire de l'Oise.

Cette Conférence a été publiée dans le *Bulletin officiel du Ministère de l'Agriculture* (juillet 1893) et dans le *Bulletin de l'Instruction publique* du département de l'Oise (octobre 1893).

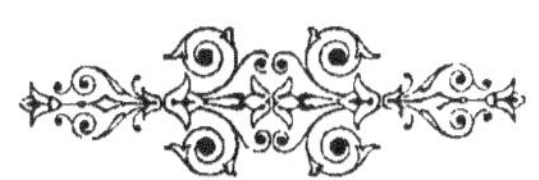

BEAUVAIS

IMPRIMERIE A. SCHMUTZ, 27, RUE SAINT-PANTALÉON

—

1893

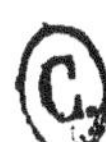

CONFÉRENCE

Le jeudi 2 février 1893, M. Caguy, délégué cantonal, vétérinaire chargé du service sanitaire de l'arrondissement de Senlis,
a fait aux élèves de troisième année de l'Ecole normale de
Beauvais une conférence très intéressante sur la *loi de police
sanitaire des animaux*. Le conférencier s'est exprimé à peu
près dans les termes suivants (1) :

Avant de vous exposer les principaux articles de la loi, je
vais vous indiquer les motifs qui m'ont déterminé à solliciter
de M. le Recteur de l'Académie de Paris et de M. le Ministre
de l'Agriculture l'autorisation de causer avec vous du sujet
indiqué plus haut. La loi sanitaire est mal exécutée en France
parce qu'elle est mal connue, et, dans l'intérêt de l'agriculture, il faudrait qu'il y ait au moins dans chaque commune
un homme comprenant bien l'utilité et la nécessité de cette
loi. J'ai pensé que l'instituteur communal pourrait être cet
homme. Pourquoi ? Parce que vous êtes presque tous appelés
à être plus tard secrétaires de mairie et, par conséquent.
vous devez être au courant des lois les plus importantes afin
d'aider le maire dans la recherche des mesures à prendre
pour en assurer l'exécution. Si vous ne connaissez pas suffi-
samment les dispositions de ces lois et si le maire commet
une erreur, il pourra, comme je l'ai constaté plusieurs fois à
ce sujet, rejeter la faute sur le secrétaire de mairie qui l'a
mal renseigné. C'est cela qui m'a donné l'idée de venir vous
expliquer la loi sanitaire, afin de vous mettre désormais à
l'abri de tous les petits ennuis que pourrait vous causer
l'ignorance de ses principes. Il serait à souhaiter que dans
chaque Ecole normale on fît une semblable conférence; dans

----

(1) Ce résumé a été rédigé par MM. Senay et Renard, élèves
de troisième année.

dix ans, les instituteurs seraient tous capables d'indiquer aux maires les mesures à prendre pour éviter la propagation d'une maladie contagieuse frappant les animaux d'une ferme.

Définition des maladies contagieuses. — Les maladies contagieuses sont celles qui se communiquent d'un animal malade à un animal sain : elles sont causées par des parasites ou visibles à l'œil nu, comme les puces, les poux, ou microscopiques, comme l'acarus de la gale, le champignon de la teigne. Quelques-unes sont dues à de petits champignons nommés microbes. Chaque maladie a un parasite particulier qui d'un animal peut passer sur un autre et ainsi de suite. La propagation se fait par l'air, par les fourrages, par la litière, par l'eau. La graine du champignon, cause de la maladie, est avalée par un animal en buvant, par exemple, dans une auge où un animal malade a bu avant lui. Va-t-il contracter la maladie? Oui, s'il offre une porte d'entrée, une blessure de la peau, de la muqueuse de la bouche ou des intestins, où la graine peut se fixer, et s'il présente au germe un terrain favorable à son développement ; non, dans le cas contraire. C'est le même fait qui se passe lorsque le cultivateur sème un grain de blé. Celui-ci se développe si, dans le terrain, il trouve air, chaleur, humidité et principes nutritifs, et si le sol a été auparavant déchiré par la charrue. On pourra donc combattre de deux façons les maladies contagieuses :

Différence entre l'hygiène et la police sanitaire. — 1° En rendant le corps des animaux réfractaires au développement des germes : c'est le but de l'hygiène vétérinaire. On ne peut pas préserver les animaux de toutes les maladies de cette façon ;

2° En supprimant les germes de toutes les maladies contagieuses à mesure qu'on les découvre : c'est là le but de la police sanitaire.

Utilité de la police sanitaire. — Cette police est-elle nécessaire ? C'est une question qu'on peut se poser tout d'abord. Quand je vous aurai exposé quelles sont les pertes occasionnées par les maladies contagieuses, vous serez amplement convaincus, en présence de chiffres énormes, de l'importance de la loi.

Prenons, par exemple, la *péripneumonie contagieuse*, pour laquelle l'Etat indemnise les propriétaires.

Dans le département de l'Oise, l'Etat a payé en indemnités :

En 1882..........................	14.300 francs
1883..........................	7.800
1884..........................	3.100
1885..........................	6.300
1886..........................	8.600
1887..........................	2.700

En 1887, pour toute la France, l'Etat a payé 323.000 francs d'indemnités.

Cette même année 1887, on estime à 420,000 francs les pertes causées en France par la *morve,* et à 530.000 francs celles causées par le *charbon*.

Il y a une autre maladie plus meurtrière : heureusement elle n'existe pas habituellement en France, elle n'y apparait que lors d'une invasion venant de l'Est ; elle est apportée par le bétail venant de Russie : c'est la *peste bovine*. En 1814-1815, les convois de bœufs venant de Russie ont communiqué la peste à nos animaux. On a constaté dans le département de l'Oise la mort de 2,443 bêtes, d'une valeur de 364,000 francs.

En 1870-1871, le même fait se reproduisait, mais avec des conséquences plus terribles encore.

Dans le département de l'Oise mouraient 2,468 bêtes, évaluées à 856,000 francs.

Pour la France entière, on est arrivé à cette époque au chiffre énorme de 100,000 têtes de bétail.

L'Angleterre, qui refusa longtemps de prescrire des mesures nécessaires, dut payer les indemnités suivantes pour les maladies contagieuses :

En 1883..........................	717.000 francs
1884..........................	610.000
1885..........................	1.212.000
1886..........................	1.686.000
1887..........................	1.687.000

Il est des maladies contagieuses qui, sans déterminer une

forte mortalité. causent cependant de grandes pertes à
l'agriculture ; la fièvre aphteuse, par exemple, qui sévit sur
les moutons, les bœufs et vaches, les porcs, se manifeste par
des boutons dans la bouche, sur les mamelles et aux pieds.
L'appétit du malade diminue, mais enfin il y a peu de mortalité. Cette maladie cause cependant des dommages consi-
dérables.

Supposons que les vaches d'un fermier soient toutes
atteintes de la *fièvre aphteuse*. La production du lait va
diminuer en moyenne de 10 litres par jour et par vache. A
0 fr. 15 le litre cela fait 1 fr. 50. Si l'épidémie dure dix jours,
c'est une perte de 15 francs ; s'il y a 40 vaches dans l'étable,
voilà 600 francs de perdus. le prix d'une vache. Si c'est au
moment de la moisson, le fermier ne peut pas utiliser ses
bœufs de travail, c'est une perte plus grande encore. Enfin,
au moment de l'agnelage, tous les agneaux meurent.

Mais malheureusement il y a des maladies plus graves
encore, car l'homme peut les contracter, exemple : la *gan-
grène*.

La *rage*, la *morve* se communiquent aussi et sont mor-
telles. Il n'est pas rare de voir dans les hôpitaux de Paris
des cochers, des palefreniers qui viennent pour se faire
soigner ayant contracté la morve auprès de bêtes malades.
Pour la rage, les découvertes de M. Pasteur permettent d'en
espérer la guérison.

Le *charbon* se communique à l'homme, surtout aux vétérinaires, aux bouchers et bergers ; il n'est pas toujours
mortel, mais on court toujours le risque de rester infirme.
La maladie sur l'homme est appelée pustule maligne. Autrefois, dans le canton de Betz, la pustule maligne était très
fréquente : 25 cas par an et environ 7 décès ; aujourd'hui les
cas sont moins fréquents et un décès n'est qu'une rare exception. Il n'y en a pas eu depuis dix ans. Vous voyez que les
maladies contagieuses sont ruineuses pour l'agriculture et
dangereuses pour la santé de l'homme (1). Aussi dès la plus

---

(1) Il faut faire exception pour la *vaccine*, maladie des che-
vaux et des vaches, qui préserve l'homme de la *petite vérole*.

haute antiquité, du jour où l'on a attaché une importance à la vie humaine, où l'on a connu la valeur pécuniaire des animaux, de ce jour-là commencent les mesures préventives. Moïse, dans la *Bible*, les Grecs, les Romains prescrivent des mesures sanitaires.

Columelle, Varon (1er siècle de l'ère chrétienne) donnent dans leurs ouvrages des indications précises pour éviter ou pour combattre les maladies contagieuses. Et à mesure que la civilisation se développe, les prescriptions sont de plus en plus rigoureuses. Pendant longtemps les mesures indiquées furent dictées par la superstition.

Les anciens considéraient les maladies comme des fléaux, comme une vengeance des dieux. Pour les calmer, on leur immolait des victimes et on faisait des processions. Autrefois on faisait des neuvaines, on enfouissait le cadavre de l'animal contaminé sous le seuil de l'étable. On croyait ainsi chasser les maladies. Aujourd'hui il y a un reste de ces superstitions. Pour préserver les chiens de la rage, les seigneurs qui avaient des meutes les faisaient assister à la messe de Saint-Hubert. Maintenant on ne mène plus toute la meute, mais seulement quelques-uns des plus vieux chiens.

Jusqu'en 1881, il n'y avait pas en France de loi spéciale. Les articles 459, 461, 463 du Code pénal existaient seulement avec des décrets et des arrêtés pris par les anciens rois à la suite d'épizooties. L'arrêté du 17 juillet 1784, pris par Louis XVI, est surtout remarquable. Tous ces décrets et arrêtés furent abrogés par la loi sanitaire du 21 juillet 1881.

Devoirs du propriétaire. — Le but de cette loi est de détruire tous les germes des maladies contagieuses ; mais, pour cela, il faut savoir où ils se trouvent, d'où la nécessité pour le propriétaire d'animaux malades de faire sa déclaration aux autorités de la commune. Toute personne qui négligera de déclarer qu'elle a dans son écurie, dans son étable, des bêtes malades, sera passible d'un emprisonnement d'une durée variant entre 6 jours et 2 mois, et d'une amende de 16 à 400 francs. De plus, si la maladie fait des progrès et cause des pertes aux autres propriétaires, le délinquant est exposé à payer des dommages et intérêts. Sous l'ancienne monarchie, on attachait une telle importance à la déclaration que l'on autorisait la délation.

Voici, par exemple, ce que j'ai trouvé dans l'arrêt du Conseil du Roi, du 16 juillet 1784 :

« ART. 10. Autorise Sa Majesté toutes personnes à dénoncer les contraventions qui pourraient être faites aux dispositions du présent arrêt ; et lorsqu'elles auront été bien et dûment constatées, le tiers des amendes qui auraient été prononcées et qui seront payables sans déport appartiendra au dénonciateur, auquel il sera accordé, en outre, une récompense proportionnée au mérite de la dénonciation.

Même en cas de mort subite, la déclaration doit être faite, si l'on suppose qu'il s'agit d'une maladie contagieuse.

Devoirs du maire. — Le maire prend immédiatement des mesures urgentes pour empêcher ou arrêter la propagation et prévenir tous les autres propriétaires de la maladie.

L'isolement des animaux malades et même suspects est de rigueur. Les bêtes de la ferme ne peuvent pas sortir. Il y a cependant des tempéraments à apporter dans l'application de la loi. Il ne faut pas exagérer les pertes pour le propriétaire.

Un fermier, par exemple, a ses bâtiments isolés, tous ses champs d'un même côté, il peut s'y rendre sans approcher des autres propriétés ; il est inutile, dans ce cas, de prescrire le séquestre absolu pour tous les animaux. On leur assigne seulement une certaine limite qu'on ne devra pas franchir. Le maire prévient le sous-préfet et le vétérinaire chargé du service sanitaire. Si celui-ci est éloigné du foyer d'infection, le maire peut prévenir le vétérinaire le plus proche qui conseille les meilleures mesures à prendre. Le vétérinaire sanitaire fait à son tour sa visite et adresse un rapport au préfet qui prend un arrêté définitif. Le maire n'a plus alors qu'à surveiller l'exécution des prescriptions de l'arrêté préfectoral. Bien veiller à ce qu'on ne rentre pas de nouveaux animaux, à ce qu'il n'en sorte pas de la ferme. Les mesures indiquées dans la loi varient suivant la gravité des maladies ; elles ne sauraient être les mêmes pour la peste bovine, par exemple, et pour la gale ovine.

Pour la peste bovine, les mesures sont radicales : il est défendu de soigner les animaux.

On abat tous ceux de la ferme, malades ou non, de la commune même, s'il est nécessaire, et l'on enfouit de suite les cadavres. En 1867, au Jardin d'acclimation, sévissait la peste bovine introduite par des chevreuils achetés à Londres. Immédiatement, tous les animaux furent abattus. Dans une ville du Nord, quelques vaches furent atteintes de la peste. On abattit toutes les bêtes à cornes de la commune et la maladie ne fit pas de progrès. En Angleterre, au contraire. où l'on ne voulut point prendre de mesures sérieuses, les dégâts causés par cette maladie s'élevaient à 250 millions. Pour la gale du mouton qui est moins grave, on autorise de traiter les malades ; seulement, ils ne doivent pas paraître au troupeau communal.

Diminution des maladies contagieuses obtenue par la police sanitaire. — Grâce à ces mesures énergiques, que l'on prend dans tous les pays de l'Europe, les dégâts occasionnés par les maladies contagieuses ont énormément diminué.

En Hollande, 2,250 bêtes mouraient annuellement de la péripneumonie ; maintenant, il y en a 2 ou 3 par an.

Dans le duché de Bade, on ne constate plus la présence de la morve, de la rage, de la péripneumonie.

En Amérique, aux Etats-Unis, voici les résultats obtenus pour la péripneumonie :

DÉSIGNATION	1886-1887	1887-1888	1888-1889	1889-1890	1890-1891
Animaux abattus. Malades....	1.342	2.398	1.903	676	47
Contaminés.	1.576	5.345	4.583	3.033	676

Aujourd'hui, la péripneumonie a tout à fait disparu.

Pour montrer l'utilité de l'exécution de la loi, examinons, par exemple, les mortalités causées par la rage dans l'arrondissement de Senlis.

On a relevé en 1892 : 15 chiens enragés, 1 chat, 9 personnes ont été mordues, dont une est morte ; 2 vaches mordues sont mortes.

Examinons les différents cas les uns après les autres :

Le 10 février, un chien enragé inconnu est abattu à Senlis, 10 chiens mordus sont abattus. Nous verrons plus loin que cela n'était pas suffisant.

Le 23 février 1892, on abat à Crouy-en-Thelle un chien enragé appartenant à un propriétaire de Balagny-sur-Thérain.

Le 24 février, au Mesnil-Saint-Denis, c'est le chien d'un habitant de Foulangues, qui est abattu.

Le 10 avril, abatage d'un chien inconnu à Silly-le-Long.

Le 13 avril, abatage à Courteuil d'un chien appartenant à un habitant de la commune, mordu le 10 février.

Le 17 avril, passage dans Orry-la-Ville et Coye d'un chien enragé inconnu qui disparait en Seine-et-Oise.

Le 31 mars, à Nanteuil, abatage d'un chien enragé mordu le 10 avril et appartenant à un habitant ; un homme est mordu, il meurt enragé.

Le 18 mai, à Saint-Firmin, abatage d'un chien appartenant à un habitant de Coye.

Le 10 juin, abatage d'un chien de la commune, à Courteuil.

Le 4 juillet, à Orry, abatage d'un chien inconnu venant de Seine-et-Oise.

Le 26 juillet, à Pontarmé, *idem*.

Le 24 juillet, à Senlis, abatage d'un chat enragé.

Le 20 août, à Senlis, abatage d'un chien de la commune.

Le 22 août, *idem*.

Le 25 août, à Senlis, abatage d'un chien inconnu.

Le 27 septembre, à Morienval, abatage d'un chien venant de Châtillon (Seine).

Le 25 octobre et le 5 novembre, mort à Senlis de deux vaches enragées.

Le 10 décembre, abatage à La Chapelle-en-Serval d'un chien venant de Seine-et-Oise.

A première vue, aucun enseignement ne ressort de cette énumération ; mais si l'on veut bien marquer sur la carte les villages où les chiens ont été abattus et si l'on tient compte des renseignements que j'ai pu me procurer, qui m'ont permis d'établir que la plupart des chiens en question avaient été mordus et que les propriétaires avaient caché le fait, on arrive alors à reconstituer ainsi des épizooties partielles de rage.

Chien inconnu abattu le 10 février, à Senlis. — Courteuil, 13 avril ; Courteuil, 10 juin ; Senlis, 24 juillet, 1 chat ; Senlis, 20 août ; Senlis, 22 août ; Senlis, vaches en octobre et novembre.

Origine inconnue. — Crouy, 23 février, chien venant de Balagny ; Mesnil, 24 février, chien venant de Foulangues, 2 communes voisines.

Chien inconnu, abattu le 10 avril, à Silly-le-Long. — Nanteuil, le 21 mars ; mort d'un homme enragé.

Le 17 avril, chien inconnu à Coye et Orry, qui disparaît en Seine-et-Oise. Saint-Firmin, 18 mai, un chien venant de Coye ; Orry, 4 juillet, chien venant de Seine-et-Oise ; Pontarmé, 26 juillet *(idem)* ; La Chapelle, 12 décembre *(idem)*.

On remarquera que les cas de rage ont été moins nombreux dans le deuxième semestre de l'année 1892 ; c'est, qu'à la suite de la mort de l'habitant de Nanteuil, j'ai fait paraître des articles dans le *Journal de Senlis,* pour montrer les dangers résultant de la non-exécution de la loi. Il y a quelques années, à la suite de la mort d'un enfant à Senlis, la publication de pareils articles a eu cette conséquence que pendant 18 mois la rage a disparu de l'arrondissement.

APERÇU GÉNÉRAL SUR LA LOI DU 21 JUILLET 1881 ET LE RÈGLEMENT D'ADMINISTRATION PUBLIQUE DU 22 JUIN 1882

La loi sur la police sanitaire des animaux est divisée en cinq titres :

Le titre Ier contient l'énumération des maladies contagieuses des animaux pour lesquels des mesures sont à prendre et les mesures sanitaires qui leur sont applicables. Ces maladies sont seulement celles qui causent des pertes importantes à l'agriculture ; ce sont : la peste bovine, la péripneumonie contagieuse, la clavelée et la gale, la fièvre aphteuse, la morve, la rage et le charbon. Toutefois notre loi sanitaire n'est point limitative, car l'article 2 dispose qu'un simple décret réglementaire, rendu sur le rapport du Ministre de l'Agriculture, pourra ajouter à la nomenclature des maladies réputées contagieuses toutes autres maladies « qui prendraient un caractère dangereux ». Par cette disposition prévoyante, le législateur a voulu évidemment sauvegarder les intérêts des agriculteurs en se réservant de mettre à profit les progrès de la science. Le 28 juillet 1888, un décret a ajouté à la liste la tuberculose, le rouget et la pneumonie infectieuse et modifié les articles relatifs au charbon.

Parmi les mesures sanitaires prescrites, il en est qui sont communes à toutes les maladies contagieuses : telles sont la déclaration, l'isolement, la désinfection.

Sous l'ancienne législation sanitaire, des dissidences se sont élevées sur le point de savoir quelles personnes sont tenues de faire la déclaration et de veiller à l'isolement des animaux malades ou suspects. La loi actuelle a coupé court à toutes ces difficultés en établissant que « tout propriétaire, toute personne ayant, *à quelque titre que ce soit,* la charge des soins ou la garde d'un animal atteint ou soupçonné d'être atteint d'une maladie contagieuse, est tenu d'en faire *sur-le-champ* la déclaration au maire de la commune où se trouve cet animal ». De plus, avant même que l'autorité administrative ait répondu à l'avertissement, l'animal malade ou suspect doit être immédiatement isolé.

Dans tous les cas, dès que le maire a connaissance de la maladie contagieuse, il en informe, dans les vingt-quatre heures, le préfet du département, et lui fait connaître les mesures et arrêtés qu'il a pris, conformément à la loi sur la police sanitaire et au règlement d'administration publique, pour empêcher l'extension de la contagion. Le préfet accuse réception au maire dans le même délai, et prend un arrêté pour prescrire les mesures à mettre à exécution. — Les arrêtés des maires et des préfets sont transmis, sans délai, au Ministre de l'Agriculture, qui peut prendre, par un arrêté spécial, des mesures applicables à plusieurs départements.

Telle est la procédure administrative en cette matière, qui requiert célérité à tel point que l'article 2 du règlement d'administration publique établit que les arrêtés pris par le maire sont exécutoires même avant l'approbation du préfet.

Il est à remarquer que ces arrêtés procèdent nécessairement des constatations faites par le vétérinaire, que le maire a dû faire appeler sans retard, conformément aux dispositions de la loi (art. 4) et du règlement d'administration publique (art. 3). « Ce vétérinaire constate, et au besoin prescrit la complète exécution de cet isolement et les mesures de désinfection immédiatement nécessaires ». (Art. 4 précité.)

Le foyer de contagion étant ainsi découvert et attaqué

énergiquement, le préfet prend un arrêté portant déclaration d'infection. Cette déclaration peut entraîner, dans les localités qu'elle détermine, l'application des mesures suivantes :

1° L'isolement, la séquestration, la visite, le recensement et la marque des animaux et troupeaux dans les localités infectées ;

2° L'interdiction de ces localités ;

3° L'interdiction momentanée ou la réglementation des foires et marchés, du transport et de la circulation du bétail ;

4° La désinfection des écuries, étables, voitures ou autres moyens de transport ; la désinfection ou même la destruction des objets à l'usage des animaux malades ou qui ont été souillés par eux, et généralement des objets quelconques pouvant servir de véhicules à la contagion. (Art. 5 de la loi.)

Telles sont les conséquences possibles d'un arrêté préfectoral portant déclaration d'infection. — On voit qu'elles tendent à empêcher l'irradiation du mal en circonscrivant le foyer contagieux et le détruisant le plus complètement possible ; j'ajoute que le règlement d'administration publique du 22 juin dernier fait connaître, avec les plus grands détails, les diverses mesures applicables à chaque maladie.

Le titre II de la loi du 21 juillet 1881 concerne les indemnités à allouer aux propriétaires dans le cas de peste bovine et dans celui de péripneumonie contagieuse. La loi du 30 juin 1866 n'accordait d'indemnité que pour la première de ces maladies, tandis que la loi actuelle dispose, par son article 17, qu'il est alloué aux propriétaires d'animaux abattus pour cause de péripneumonie contagieuse ou morts par suite de l'inoculation une indemnité ainsi réglée :

La moitié de leur valeur avant la maladie, s'ils en sont reconnus atteints ;

Les trois quarts, s'ils ont seulement été contaminés ;

La totalité, s'ils sont morts des suites de l'inoculation de la péripneumonie contagieuse.

Le titre III de la loi sur la police sanitaire comprend les mesures relatives à l'importation et à l'exportation des animaux. Sous l'ancienne législation, cette partie de la police sanitaire, réglée seulement par diverses circulaires ministérielles, ne présentait pas le caractère d'uniformité que lui donne la loi actuelle, et, par conséquent, n'offrait pas aux éleveurs de bétail les garanties nécessaires pour prévenir les maladies contagieuses par notre commerce d'importation. Actuellement, d'après les termes de l'article 24 de la loi, les animaux des espèces chevaline, asine, bovine, ovine, caprine et porcine sont soumis, *en tous temps*, aux frais des importateurs, à la visite sanitaire au moment de leur entrée en France, soit par terre, soit par mer. Et le réglement d'administration publique (art. 68 à 75) fait connaître les mesures qu'il convient de prendre à la frontière à l'égard des animaux atteints ou suspects de peste bovine, de péripneumonie contagieuse, de clavelée, de fièvre aphteuse, de morve et de farcin, de charbon, de dourine et de gale.

En ce qui touche les exportations, l'article 76 du réglement d'administration publique stipule « que les animaux exportés par mer ne peuvent être embarqués que sur la présentation d'un certificat de santé délivré par un vétérinaire délégué à cet effet par le Ministre de l'Agriculture ». Sous ce rapport, notre législation offre aux nations voisines de sérieuses garanties.

Le titre IV de la loi édicte des pénalités sévères contre ceux qui en enfreignent les dispositions. Ainsi, l'article 32 punit « d'un emprisonnement de six mois à trois ans et d'une amende de 100 francs à 2,000 francs ceux qui auront vendu ou mis en vente de la viande provenant d'animaux qu'ils savaient morts de maladies contagieuses, quelles qu'elles soient, ou abattus comme atteints de la peste bovine, du charbon, de la morve, du farcin et de la rage ». Toutefois le législateur en a quelque sorte tempéré les effets de ces dispositions et d'autres, que je passe sous silence, en décidant que l'article 463 du Code pénal sera toujours applicable.

Si les infractions ont été commises par des officiers de police, à quelque titre que ce soit, les peines peuvent être portées au double du maximum (art. 35).

Enfin, le titre V a pour objet quelques dispositions générales, notamment la création d'un service des épizooties dans chaque département, en vue d'assurer l'exécution de la loi et des règlements sur la police sanitaire. A cet effet, le préfet nomme autant de vétérinaires qu'il le juge nécessaire. « Toutefois le service dont il s'agit comprend obligatoirement un vétérinaire qui a le titre de vétérinaire-délégué, chef du service sanitaire du département. Ce vétérinaire doit toujours se rendre sur les lieux en cas de peste bovine ou de péripneumonie. Les ordres d'abatage ou d'inoculation ne peuvent être donnés sans son avis motivé. (Art. 96 du règlement d'administration publique.)

PARTIE PRATIQUE

J'arrive maintenant à la partie pratique, à celle qui doit surtout vous préoccuper.

Supposons que vous soyez secrétaire de mairie dans une commune ; une épizootie est signalée, quels renseignements allez-vous donner au maire qui vous consulte ?

Deux cas peuvent se présenter :

1° Un propriétaire de la commune est venu à la mairie déposer la déclaration suivante :

> Beauvais, le 2 février 1893.
>
> MONSIEUR LE MAIRE,
> Je vous informe que la fièvre aphteuse existe sur mes bœufs.
> X..., *cultivateur*.

Il faut d'abord donner un reçu de la déclaration ; ce reçu peut être ainsi libellé :

> Beauvais, le 2 février 1893.
>
> Aujourd'hui s'est présenté devant nous M. X..., habitant de la commune, qui nous a déclaré que la fièvre aphteuse existait sur ses bœufs.
> *Le Maire, Z...*

Immédiatement le maire prend un arrêté d'infection.

> NOUS, MAIRE DE LA COMMUNE DE.......
> Vu la déclaration en date du 2 février 1893, par laquelle M. X... nous annonce l'existence de la fièvre aphteuse dans ses étables ;
> Vu la loi du 21 juillet 1881 sur la police sanitaire des animaux ;
> Vu les articles 29 et 30 du décret du 22 juin 1882, rendu pour l'exécution de ladite loi ;

Vu la circulaire de M. le Ministre de l'Agriculture du 20 mai 1884 ;

ARRÊTONS :

ARTICLE PREMIER. — Les locaux, cours, enclos, herbages et pâtures où se trouvent les animaux malades et contaminés de M. X... sont déclarés infectés.

ART. 2. — La présente déclaration entraine l'application des dispositions suivantes :

1° Mise en quarantaine des locaux, cours, enclos, herbages et pâtures déclarés infectés, impliquant défense d'y introduire des animaux sains des espèces bovine, ovine, caprine et porcine ; dénombrement et marque de ceux qui s'y trouvent.

2° Avertissement de l'existence de la fièvre aphteuse par un écriteau placé à l'entrée principale de la ferme et des locaux, cours, enclos, herbage et pâturages infectés ;

3° Visite et surveillance, par le vétérinaire sanitaire, des locaux, cours, herbages et pâtures de la ferme ou de l'établissement où la maladie a été constatée ;

4° Détermination des routes, chemins et sentiers fermés à la circulation des animaux susceptibles de contracter la fièvre aphteuse ;

5° Défense de faire sortir des locaux infectés des objets ou matières pouvant servir de véhicules à la contagion, tels que paille, fourrages, litières, fumiers, couvertures, harnais, etc. ;

6° Interdiction de déposer les fumiers sur la voie publique et d'y laisser écouler les parties liquides des déjections ; obligation de traiter ces matières conformément aux prescriptions des arrêtés administratifs ;

7° Interdiction de laisser pénétrer dans les locaux infectés les bouchers, marchands de bestiaux et toute personne non proposée aux soins à donner aux animaux ;

8° Obligation pour toute personne sortant d'un local infecté de se soumettre, notamment en ce qui concerne les chaussures, aux mesures de désinfection jugées nécessaires.

9° Interdiction de vendre les animaux malades.

Fait à Beauvais, le 2 février 1893.

Le Maire, Z...

Les autres possesseurs d'animaux exposés à la contagion, dans la commune, doivent être avertis aussitôt. Le mieux est de le faire au moyen d'une lettre qui leur est portée à domicile et que chacun d'eux doit signer.

En même temps, le préfet du département est prévenu, en suivant la voie hiérarchique, et en attendant le maire veille à l'exécution des mesures qu'il a prescrites. Après l'arrivée de l'arrêté d'infection envoyé par le préfet, c'est encore au maire qu'il appartient de surveiller l'exécution des mesures qui y sont indiquées.

2° Aucune déclaration n'est faite. Averti par la rumeur publique, le maire croit qu'une maladie contagieuse existe sur les animaux de l'un des habitants de la commune, ou bien il apprend qu'un chien supposé enragé a traversé la commune ou vient d'y être tué. Il avertit aussitôt le préfet pour obtenir la visite du vétérinaire sanitaire ; mais en attendant il peut, si le fait paraît grave, prendre un arrêté pour empêcher la sortie des animaux malades ou suspects, pour faire abattre les chiens mordus s'il s'agit de rage.

Si cela lui paraît nécessaire, et si le vétérinaire sanitaire est trop éloigné, il adresse une réquisition ainsi conçue au vétérinaire le plus voisin :

Beauvais, le 2 février 1893.

Nous, Maire de la commune de Beauvais, invitons M. A.... vétérinaire à B..., à se rendre le plus tôt possible dans notre commune pour y faire l'autopsie d'un chien enragé, ou bien pour visiter les animaux de M. X..., qui sont supposés atteints d'une maladie contagieuse.

Le Maire, Z...

Après la visite et le rapport de ce vétérinaire, le maire prend les mesures provisoires indiquées précédemment.

Telles sont les règles qui pourront, je l'espère, vous servir, lorsque vous serez secrétaires de mairie.

Je dois ajouter que la loi a prescrit dans toutes les communes la surveillance, par un vétérinaire, des clos d'équarrissage, des abattoirs, des tueries particulières, des foires et marchés. Cette mesure permet de découvrir des foyers de contagion qui ne sont pas déclarés ; elle est peu exécutée. Vous rendrez service à l'agriculture en attirant sur ce point l'attention des maires, lors de l'établissement du budget communal.

Par une bizarrerie de l'esprit humain, les possesseurs d'animaux se montrent en général hostiles à celui qui fait la déclaration prescrite par la loi. Au lieu de lui en savoir gré, car un danger connu est plus facile à éviter, souvent ils réclament contre lui l'application de mesures plus sévères que celles indiquées par la loi. C'est là une erreur qui a pour résultat de décourager les bonnes volontés. Il faut, au contraire, se montrer bienveillant pour celui qui fait la déclaration. Si l'on veut que son exemple soit imité, il faut que tout le monde, aussi bien le vétérinaire sanitaire que le préfet et que les autres habitants de la commune s'efforcent tous, en se conformant à l'esprit de la loi, d'adoucir pour lui les rigueurs de cette loi, de lui éviter les ennuis et les pertes inutiles. Les instituteurs, dans leurs leçons à l'école, dans leurs cours du soir aux adultes, feront œuvre utile en traitant ce sujet.

M. le Directeur, qui assistait à la conférence, a traduit la pensée de tous en remerciant le conférencier de son amabilité, de sa bienveillance pour les instituteurs, de son intéressante causerie et des conseils essentiellement pratiques qu'il a donnés aux futurs instituteurs secrétaires de mairie. Il a exprimé le désir que ce commentaire si clair de la loi du 21 juillet 1881 soit fait chaque année aux élèves-maîtres avant leur sortie de l'école de Beauvais.

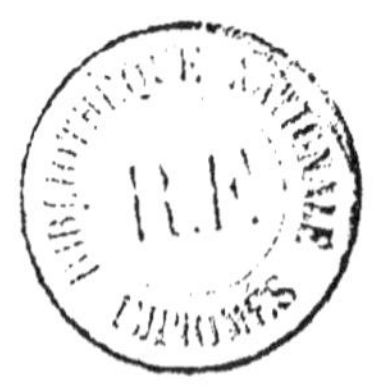

Beauvais. — Imp. A. SCHMUTZ, 27, rue Saint-Pantaléon.